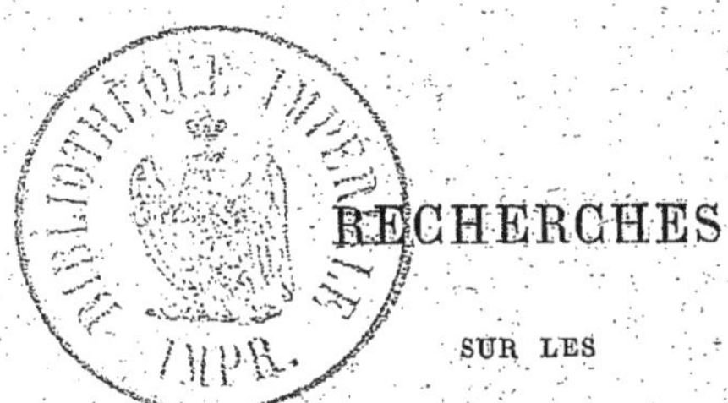

RECHERCHES

SUR LES

ALTÉRATIONS DES REINS

DANS LE

RHUMATISME ARTICULAIRE AIGU

A. Parent, imprimeur de la Faculté de Médecine, rue M^r-le-Prince, 31.

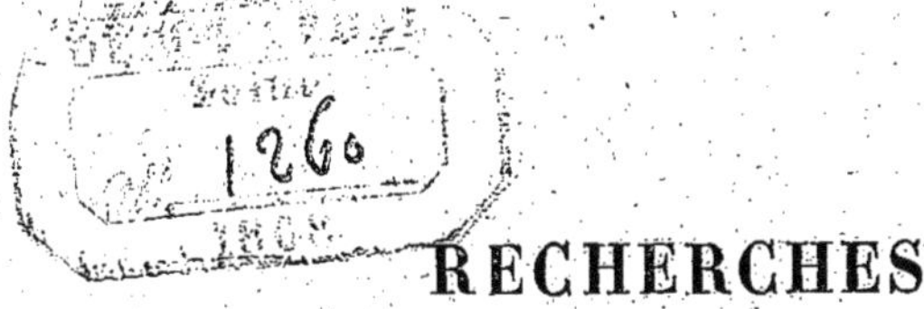

RECHERCHES

SUR LES

ALTÉRATIONS DES REINS

DANS LE

RHUMATISME ARTICULAIRE AIGU

PAR LE Dr S. CHOMEL

PARIS
ADRIEN DELAHAYE, LIBRAIRE-EDITEUR
PLACE DE L'ÉCOLE-DE-MÉDECINE

1868

RECHERCHES

SUR LES

ALTÉRATIONS DES REINS

DANS LE

RHUMATISME ARTICULAIRE AIGU.

« Il est très-facile de rattacher toutes les maladies au rhumatisme : en interrogeant les malades d'une certaine façon, on leur trouve toujours quelques douleurs, articulaires ou non, anciennes ou récentes. » Ces paroles très-justes de M. Vulpian (1), expriment parfaitement ce qui se passe. Et non-seulement toutes les maladies, ou à peu près, sont rattachées au rhumatisme : mais toutes les lésions, tous les symptômes qu'on peut constater chez un individu, pour peu qu'il ait le coude ou le genou tuméfié, sont regardés comme portant le cachet, et pour ainsi dire la marque de fabrique du rhumatisme. De sorte que celui-ci ne tend à rien moins, pour certains esprits, qu'à envahir le cadre nosologique, laissant à peine la place à côté pour le vice dartreux et le scrofuleux, devenus avec lui les maîtres de la scène pathologique.

(1) Cours d'anatomie pathologique, 1867, inédit.

Les travaux de l'école moderne ont montré qu'il fallait bien rabattre de ces vues générales.

Ils ont montré la fausseté de généralisations anticipées, et délivré de l'épithète de *rhumatismale* un certain nombre de lésions. C'est ce que nous avons entrepris de faire pour la néphrite, d'après des indications consignées dans les travaux les plus récents, indications qui demandaient à être formulées nettement et appuyées sur des faits.

Quant à ce qui est de la nature du rhumastisme, c'est là une question pouvant faire l'objet d'une mémoire spécial : on ne nous demandera pas d'y insister. Que si l'on veut savoir notre opinion, ce nous est un devoir de la donner avant d'aller plus loin. Qu'on nous permette d'emprunter à un travail récent cette définition, qui nous paraît résumer assez bien l'état actuel de la science à ce sujet :

« Le rhumatisme peut être défini : une affection caractérisée par des troubles inflammatoires aigus ou chroniques de l'appareil locomoteur ou charpentaire du corps, et en général des tissus de substance conjonctive. Les points les plus fréquemment atteints sont : les *articulations* (synoviales et têtes articulaires), les membranes *fibreuses* et *séreuses* (endocarde, péricarde, plèvres, méninges), le tissu lamineux qui réunit les fibres musculaires et problablement le névrilème.

« Que ce soit une inflammation, cela ne peut plus être une question maintenant. Les remarquables recherches de MM. Ranvier et Ollivier ont encore confirmé ce point important en constatant la prolifération du tissu cartilagineux et osseux.

Quant à l'élément spécifique, y eût-il dans le rhumatisme une formation analogue à celle de l'acide urique dans la goutte, cela ne changerait rien à la nature intime du processus, qui est, comme le dit M. Bouillaud, celui de l'inflammation type » (1).

Il est même probable que, dans le rhumatisme articulaire aigu, comme dans toutes les maladies avec fièvre, il y a une altération du sang, une toxémie, qui seule peut rendre compte de l'état fébrile. Il ne nous paraît pas jusqu'ici démontré que cette toxémie ait rien de spécial, pas plus que celle de la pneumonie.

«Il est très-problable, dit M. Vulpian, que la fièvre inflammatoire est due à une résorption des produits de désintégration : plus il y aura de produits formés et résorbés, plus elle sera grave. Et les produits de l'inflammation des membranes pouvant être rejetés au dehors, il en résultera une fièvre moins violente. (2) » Or, il s'agit ici de membranes séreuses dont le produit ne peut être non plus évacué : souvent elles sont prises en grand nombre : peut être y aurait-il là une explication suffisante de la toxémie rhumatismale.

Sans insister sur ces faits, nous allons entrer immédiatement dans notre sujet. L'historique en est trop court pour être exposé à part : il ne peut que gagner à se confondre avec la description des phénomènes.

(1) A. Regnard, Sur l'Historique et la Nature de la diathèse et du rhumatisme (*Gazette hebdomadaire*, août 1867).
(2) Vulpian, *loc. cit.*

PREMIÈRE PARTIE

ANATOMIE PATHOLOGIQUE ET PATHOGÉNIE.

« Il suffira de jeter un coup d'œil sur les cas de néphrite rhumatismale que je rapporterai plus loin pour se convaincre que les lésions du péricarde, les maladies du cœur et les altérations de ses valvules, sont, de toutes les lésions, celles qui coïncident le plus souvent avec la néphrite rhumatismale (1). »

En constatant ainsi le résultat inévitable de l'observation, M. Rayer indiquait, sans le savoir, la véritable nature et la source de la lésion rénale, qu'il croyait avoir déterminée. Il n'existe pas, en effet, au moins jusqu'à nouvel ordre, de néphrite rhumatismale.

L'auteur du traité des maladies des reins avait pris pour telles les obstructions emboliques, ou infarctus de ces organes.

C'est là un fait dont la connaissance n'est pas nouvelle. Déjà il avait été indiqué par les auteurs allemands à propos des recherches snr l'embolie et en particulier par Beckmann (2) dans un travail intéressant sur lequel nous aurons à revenir.

M. Ball, dans sa remarquable thèse sur le rhumatisme viscéral, MM. Prévost et Cotard, et enfin M. Lefeuvre, dans un travail tout récent avaient fait la même remarque.

(1) Rayer, Traité des maladies des reins, p. 75.

(2) Uber Hämorragische infarkte der Nieren (*Virchow's Archiv*, Bd. XX, 1860).

(3) Thèse pour l'agrégation ; Paris, 1866.

Il est impossible, lorsqu'on examine les très-belles planches de l'*Atlas des maladies des reins* et qu'on les compare à celles de l'ouvrage de MM. Prévost et Cotard, il est impossible, disons-nous, de n'être pas frappé, à première vue, de la ressemblance, et, pour ainsi dire, de l'identité complète des lésions qu'elles représentent. C'est ce qu'ont très-bien indiqué tous les observateurs précédemment cités.

C'est cette indication, hâtons-nous de le dire, qui est devenue le point de départ de notre travail. Nous avons pensé qu'il n'y avait pas lieu de se borner à des notions aussi vagues; nous avons recherché et analysé les faits, trop peu nombreux, mais cependant suffisants pour établir sur des bases certaines la non-existence de la néphrite rhumatismale.

Tous les cas rangés sous ce titre, doivent être ramenés à de simples complications ou coïncidences d'infarctus rénaux survenus dans le cours du rhumatisme articulaire aigu. Nous allons examiner sous ce rapport toutes les observations que nous avons pu trouver dans les recueils français et étrangers. Celles de M. Rayer occuperont naturellement dans ce travail une place importante, leur discussion complète étant indispensable à nos conclusions.

§ I. *Des lésions récentes des reins chez les rhumatisants.*

Nul doute qu'on ne puisse rencontrer, dans les autopsies des sujets autrefois atteints de rhumatisme articulaire aigu, des lésions des reins anciennes, survenues dans le cours d'une précédente attaque. Ces faits existent, quoique assez rares; nous les analyserons dans la seconde partie de ce chapitre, réservant pour celle-ci l'étude, avant tout intéressante, des lésions survenues plus ou moins récemment et dans l'attaque même qui a déterminé la mort.

Il ne peut entrer dans notre plan de discuter la doctrine de l'embolie et des infarctus ; cela nous entraînerait trop loin. Nous la supposons admise, comme elle l'est généralement, ayant été encore vulgarisée parmi nous par les belles et toutes récentes leçons de M. le professeur Vulpian sur ce sujet. Nous renvoyons le lecteur aux travaux déjà cités et aux indications bibliographiques de notre mémoire.

I. — Mais, avant d'entrer dans le détail des faits et des opinions, il nous faut établir une base de discussion solide en décrivant et déterminant l'infarctus du rein dans le cas de rhumatisme. Disons immédiatement, que, lié à l'affection cardiaque concomitante, il n'offre rien de spécial dans sa texture.

Nous sommes heureux, néanmoins, qu'une des premières et des plus intéressantes observations d'infarctus rénal soient de celles qui rentrent dans notre cadre, le malade étant précisément atteint de rhumatisme.

Cette observation d'O. Beckmann se trouve en partie relatée dans la thèse de M. Vast (1). Nous avons reproduit intégralement ce qui concerne l'état des reins.

(1) De l'Endocardite ulcéreuse. Thèse de Paris, 1864.

OBSERVATION Ire.

(Beckmann, *Arch. de Virchow*, 1857) (1).

Rhumatisme articulaire aigu. — Endocardite ulcéreuse. — Embolies multiples. — Infarctus des reins. — Urine albumineuse et sanguine dans la vessie.

George Maï, garçon boucher, de Wurtzbourg, ayant toujours joui d'une bonne santé, éprouvait depuis trois semaines des douleurs articulaires, surtout dans le genou droit.

Dans la nuit du 30 avril 1857, ayant fait une course à la campagne, il éprouva des frissons et une douleur vive dans le genou droit, avec un peu de gonflement. Les douleurs et le gonflement augmentèrent, et le malade entra à l'hôpital le 1er mai. — Application d'eau froide.

Le 2, peu de fièvre. — Purgatif.

Le 3, le gonflement du genou disparaît. Dans la nuit du 3 au 4, délire furieux.

Le 4, le délire continue. Le soir, fièvre intense; pouls dicrote, à 130; peau chaude (39°,8), sèche, semée de pétéchies; langue fuligineuse; un peu de météorisme; rate volumineuse; bronchite. Expression typhoïde de la face.

On diagnostique un typhus pétéchial. — Eau froide sur la tête; ipécacuanha, boissons acidules.

Le 5, nuit très-agitée; pouls dicrote, à 140. Délire continu; urines et selles involontaires. Pouls à 162 le soir.

Le 6, délire continuel pendant la nuit; le matin, pouls petit, à 140. Résolution complète; face un peu cyanosée. Mort à quatre heures du soir, avec des symptômes d'épuisement général.

Autopsie. Elle est pratiquée le 8 mai, à dix heures du matin (quarante-deux heures après la mort). Le cadavre est bien musclé, parsemé à la face et au tronc de petites taches d'un rouge plus ou moins foncé, et d'ecchymoses ayant l'étendue d'un haricot environ; elles comprennent par place toute l'épaisseur de la peau. Muscles très-fermes : plusieurs contiennent un petit nombre de foyers hémorrhagiques d'étendue variable. Pétéchies nombreuses dans les plèvres et le

(1) Ein fall von capillärer Embolie (*Virchow's Archiv*, Bd. XII, S. 59).

péritoine du foie et de l'estomac. Intestins fortement distendus par des gaz ; çà et là on y voit par transparence des taches d'un rouge foncé.

Les capillaires de la muqueuse intestinale sont hyperémiés ; les plaques de Peyer sont saines. La muqueuse stomacale est couverte d'ecchymoses. Le foie est friable, la rate ramollie.

Les poumons sont volumineux, hyperémiés à la base avec de nombreux points d'un rouge noirâtre, cependant perméables.

Cœur. Le péricarde renferme quelques onces d'un liquide sanguinolent ; sa surface est parsemée de pétéchies, dont l'une, assez volumineuse, se trouve à la pointe du ventricule gauche.

Les cordes tendineuses et les valves de la mitrale sont fortement épaissies ; la face auriculaire de chaque valve présente, près du bord, un épaississement circonscrit, un peu irrégulier, allongé. On en retranche facilement une matière mollasse, et alors on trouve le centre de la partie épaissi, déprimé et d'un blanc pâle, tandis que les bords ont une teinte d'un blanc rougeâtre. La face ventriculaire est lisse.

Au microscope, on trouve la matière qui couvrait l'ulcération très-finement granulée, peu sensible aux réactifs. La potasse caustique la rend un peu plus transparente, et dissout sur le bord de la pièce des amas de granulations. Pas de changement par l'acide acétique et les acides minéraux concentrés. L'éther et le chloroforme, après une action prolongée, ne dissolvent que très-peu de chose. Par des coupes horizontales et verticales, les parties superficielles présentent des amas volumineux de la même matière sombre ; plus profondément, elle est réunie en petites masses arrondies, séparées par un stroma délicat ; dans les bords épaissis on trouve, seulement sur la limite de la partie ramollie, quelques amas de cette matière finement granulée, entourée de tissu conjonctif en voie de prolifération.

Sur la valve droite de la tricuspide, on trouve un épaississement du volume d'une lentille ; sous sa surface des amas semblables de matière sombre. Valvules sigmoïdes normales.

Dans l'épaisseur du ventricule droit on trouve le myocarde parsemé d'ecchymoses et de taches blanchâtres. En examinant de près ces petits points blanchâtres, on trouve presque partout, entourés de fibres musculaires normales, des foyers allongés ou arrondis, d'où naissent constamment des capillaires dirigés en divers sens, et qu'il est facile de poursuivre dans une certaine étendue.

Ces foyers sont remplis par la matière finement granulée trouvée sur la mitrale. Elle remplit également les capillaires dans l'étendue où il est possible de les poursuivre. On ne saurait chercher son origine ailleurs qu'à la valvule mitrale, d'autant que partout où les capillaires en sont remplis, ils sont plus ou moins dilatés.

Reins. Ils sont augmentés de volume : la capsule assez résistante s'en sépare facilement. La surface est lisse, d'un rouge sombre, avec de nombreuses taches plus foncées, de la grandeur d'une lentille. A la coupe, hyperémie de la substance corticale, un peu hypertrophiée; hyperémie plus considérable encore dans les pyramides qui offrent une teinte violacée. La disposition lobulaire de l'écorce est extrêmement apparente sur une coupe, moins nette à la surface; les corpuscules de Malpighi ne se laissent voir qu'en petit nombre; le parenchyme est d'un gris jaunâtre parsemé d'un abondant piqueté sanguin. Les taches mentionnées à la surface pénètrent dans la substance corticale à des profondeurs variables. En plusieurs points se voient des infarctus plus considérables, en forme de cônes, blancs-jaunâtres, en partie ramollis' délimités pour la plupart très-nettement, et s'étendant jusqu'à la substance médullaire. Dans les pyramides existent de petits foyers blancs grisâtres, ovoïdes pour la plupart. On retire de la vessie, par le cathétérisme, une urine trouble à sédiment abondant et contenant beaucoup d'albumine. On y trouve aussi de courts cylindres, formés en grande partie de corpuscules sanguins légèrement altérés; d'autres moins nombreux, consistent en des masses homogènes et décolorées; quelques cellules épithéliales de la vessie, des éléments de sperme et des corpuscules muqueux.

Les canalicules de la substance corticale sont presque partout remplis de cellules troubles, un peu hypertrophiées; quelques-uns renferment de nombreux noyaux. Les corpuscules de Malpighi sont extrêmement riches en noyaux ; le tissu interstitiel s'en montre également parsemé dans plusieurs points. Dans les petites masses sanguines de l'écorce on trouve au centre un point blanchâtre constitué par une masse finement granuleuse, avec de petites cellules et des noyaux ; quelquefois on peut distinguer un corpuscule de Malpighi trouble, en partie recouvert par les cellules, en partie rempli par la masse trouble finement granuleuse qu'on peut suivre jusqu'à une certaine distance dans le vaisseau afférent. Les tubuli compris dans la circonférence de ces noyaux rougeâtres présentent, pour quelques-uns, un commencement d'altération ; d'autres sont seulement entourés d'un réseau fortement injecté. Dans le voisinage, on en trouve dont les cellules sont peut-être un peu troubles. Les corpuscules de Malpighi n'ont pas de noyaux apparents ; ils sont exsangues. Les lacis vasculaires sont ternes, légèrement jaunâtres avec une apparence finement granuleuse.

Dans les infarctus plus volumineux, on trouve tous les caractères d'un épanchement de sang plus ancien. Les tubuli persistant encore sont remplis de granulations pigmentaires, de masses graisseuses et de débris de cellules. Dans certains points, particulièrement à la périphérie, on note surtout la dégénérescence graisseuse des cellules, au centre leur raccornissement et leur destruction. On voit, aussi bien au milieu que sur les bords, les glomérules dont les vaisseaux afférents sont dilatés et remplis par la masse trouble signalée, ainsi que les petites divisions partant des lacis qu'ils forment, tandis que les autres restent libres et clairs. Sur une coupe traitée par la glycérine, la potasse ou l'acide acétique, qui éclaircissent un peu la préparation, on voit des vaisseaux distendus d'une manière étonnante et comme bourrés de cette masse trouble. J'ai pu même reconnaître et distinguer une artère ainsi distendue avec les vaisseaux afférents qui en partent. Les pyramides montrent, au milieu d'un stroma délicat, parsemé de fines granulations, les canalicules avec les cellules troubles.

On voit décrit dans cette observation, et avec tous ses détails, l'infarctus du rein. Qu'il s'agisse, en effet, de cet ordre de lésion, cela n'est pas douteux pour le lecteur attentif. La matière finement granuleuse, trouvée dans les ulcérations de la valvule mitrale, a pu être reconnue par Beckmann dans les artères afférentes des corpuscules de Malpighi ; dans celles, bien entendu, qui sont comprises au milieu des parties malades ou qui les avoisinent.

On constate, de plus, qu'il s'agit d'un infarctus hémorrhagique, ce qui est, d'une façon générale, le cas ordinaire pour le rein ; fait suffisamment expliqué par la richesse vasculaire de cet organe, d'où l'hyperémie consécutive.

Rapprochons immédiatement l'observation première de M. Rayer.

OBSERVATION II.

(Rayer, *Traité des maladies des reins*, t. II, p. 73 et sq.)

Rhumatisme articulaire aigu. — Attaques multiples. — Endopéricardite. — Ulcérations des valvules. — Infarctus des reins.

Inflammation rénale (gonflement, hyperémie et anémie des reins). — Sécrétion morbide d'acide urique et de mucus chez un jeune homme atteint de rhumatisme, de péricardite, d'hypertrophie du cœur et d'altérations des valvules cardiaques. — Péritonite ultime. —(Sommaire de M. Rayer.)

Remy, âgé de 18 ans, sans profession, fut admis à l'hôpital de la Charité, le 16 décembre 1836.

Ce jeune homme avait déjà été traité à la Charité, deux ans auparavant, pour un rhumatisme articulaire aigu, qui avait été suivi d'une péricardite et d'une pleuro-pneumonie gauche. Cette maladie se termina favorablement après onze saignées. Il y a quatre mois environ, ce jeune homme était encore revenu à l'hôpital pour de légères douleurs rhumatismales et de l'oppression; après deux saignées, il était sorti soulagé. A cette époque, l'oreille, appliquée sur la région précordiale, entendait un bruit de souffle très-prononcé et qui correspondait au second temps. De nouveaux accidents forcèrent Remy à rentrer à l'hôpital, le 16 septembre 1836.

Fièvre (108 pulsations), pouls irrégulier, douleurs à la région précordiale, palpitations, dyspnée, matité précordiale dans une plus grande étendue que la surface du cœur sain; bruit de souffle très-marqué au second temps; point de douleurs de rhumatisme.

Trois jours après, attaque de rhumatisme articulaire aigu; le poignet gauche est très-gonflé et très-douloureux. Le jour suivant, le rhumatisme attaque successivement d'autres articulations. Il y a toujours beaucoup de dyspnée, les bruits respiratoires sont naturels. Au bout de quelques jours, matité extraordinaire, avec voussure à la région du cœur. Les battements du cœur et le bruit de souffle qui, les premiers jours, étaient très-forts, deviennent plus sourds. A la main et à l'oreille l'impulsion du cœur paraît moins forte.

Quelques jours après, les battements du cœur revinrent visibles au-dessus du sein; l'impulsion était très-forte et soulevait l'oreille. Le bruit de souffle correspondait manifestement au second temps. Le malade était tourmenté par une forte céphalalgie; plusieurs saignées, des applications répétées de ventouses scarifiées soulagèrent momentanément.

Les urines fortement acides, foncées en couleur, contenaient une quantité notable d'acide urique cristallisé et d'urates et une trame épaisse de mucus. Point de douleurs aux reins. Quelques accidents de péritonite, des douleurs dans le ventre des vomissements verdâtres, terminèrent la scène. Remy mourut le 2 octobre 1836.

Autopsie du cadavre. — *Tête.* Cerveau volumineux, injection des membranes, état normal des substances cérébrales.

Poitrine. Légères et anciennes adhérences des poumons des deux côtés, surtout du côté gauche. Deux à trois cuillerées de sérosité sanguinolente dans chaque plèvre; pas de tubercules dans les poumons; le lobe moyen du poumon droit est fortement engoué; c'est presque une hépatisation rouge.

Le cœur a un volume double environ du volume ordinaire. Le péricarde est couvert de fausses membranes anciennes et récentes; il est impossible de le détacher du cœur auquel il est partout adhérent.

Lorsqu'on a isolé le péricarde par la dissection, on voit qu'il est doublé de plusieurs couches pseudo-membraneuses qui représentent une épaisseur d'au moins 2 lignes.

L'hypertrophie affecte principalement le ventricule gauche, dont les parois ont 6 lignes d'épaisseur. Sa cavité est très-augmentée; la valvule mitrale, notablement rétrécie et fortement épaissie, est couverte de végétations d'un rouge jaune. Les valvules aortiques présentent des lésions absolument identiques, sauf le rétrécissement; elles sont un peu insuffisantes.

Abdomen. — Il contient un peu de sérosité trouble, au milieu de laquelle nagent de fausses membranes récentes. Les intestins sont un peu rouges extérieurement, sans adhérences. Le foie est volumineux, ainsi que la rate, dont le tissu est un peu ramolli.

Reins. Le rein gauche fortement hyperémié, volumineux, pèse 170 grammes (cinq onces et demie). Sa surface présente un fort beau réseau rouge bleuâtre. Dans quelques points plus colorés, cette teinte bleue pénètre dans l'épaisseur de la substance corticale. Celle-ci offre deux ou trois dépressions à fond jaunâtre, et une douzaine de points noirs qui paraissent être des dépôts sanguins. A l'intérieur, la substance corticale, épaissie, gorgée de sang et un peu molle, repoussé et comprime les *tubuli*. La membane interne du bassinet doublée d'épaisseur, arborisée, et d'un blanc mat dans les arborisations, a perdu sa transparence.

Le rein droit, plus volumineux qu'à l'état normal, pèse 5 onces (150 grammes). Il présente la même hyperémie que l'autre rein, dans quelques points; anémie en quelques autres; même trace évidente de pyélite; même changement de couleur et d'épaisseur dans la membrane muqueuse.

La vessie est un peu rouge à l'intérieur. Les capsules surrénales semblent à l'état normal. Le poignet gauche n'offre aucune trace d'inflammation.

Remarquons d'abord les lésions cardiaques. La valvule mitrale est fortement épaissie et couverte de *végétations d'un rouge jaune*, ainsi que les sigmoïdes de l'aorte; et, bien qu'il n'y ait pas d'ulcération signalée, l'attention n'étant pas alors fixée sur l'endocardite ulcéreuse, nul doute que des portions de ces végétations rouges *jaunes*, c'est-à-dire en voie de dégénérescence, n'aient pu être entraînées dans le torrent circulatoire.

Le point de départ de l'embolie étant constaté, voyons l'état des reins. D'abord ils sont augmentés de volume, comme dans l'observation précédente, et comme dans la plupart des infarctus récents. Le rein droit présente dans sa substance corticale une douzaine de *points noirs* qui *paraissent être des dépôts sanguins*. On expliquait cela autrefois par des hémorrhagies locales, suites d'inflammation, mais sans preuve à l'appui. Or, ne voit-on pas justement dans ces *points noirs* l'analogue des *Blutpunkten* de l'auteur allemand? Et quand on élèverait des doutes sur l'identité de ces lésions, n'avons-nous pas des *dépressions à fonds jaunâtres* dans lesquelles tout le monde reconnaîtra aujourd'hui des infarctus. C'est la même lésion à des degrés divers ; et cette diversité d'âge et de forme des infarctus s'explique d'autant mieux, que le malade avait eu des attaques antérieures ayant probablement produit les lésions plus anciennes.

Les mêmes considérations peuvent s'appliquer à l'observation ci-après, beaucoup plus récente, mais dans laquelle l'examen incomplet des reins pourrait faire concevoir des doutes, si le simple rapprochement ne suffisait à établir l'analogie des lésions.

OBSERVATION III.

(Frerichs, cité par Lancereaux, *Gazette médicale*, 1862.)

Rhumatisme articulaire aigu. — Endocardite ulcéreuse. — Embolies viscérales multiples. — Infarctus des reins.

R. P..., servante, âgée de 24 ans, déjà traitée antérieurement à l'hôpital de Breslau pour une insuffisance de la valvule bicuspide, y rentra le 13 novembre 1856 avec les symptômes d'un rhumatisme articulaire fébrile ; la maladie remontait à quinze jours.

Les articulations du genou et du coude gauche sont tuméfiées et douloureuses ; 108 pulsations ; murmure systolique et bruyant ayant son maximum d'intensité sous les mamelons ; urines troubles chargées d'urates, sans albumine ; sueurs profuses.

Colchique avec phosphate de soude.

Vers le 20, l'affection articulaire disparaît et la fièvre avec elle.

Le 22. Le matin, vers quatre heures, et le soir vers six heures, violent frisson qui dure une heure avec une grande fréquence du pouls et est suivi de chaleur et de sueur ; les articulations restent libres ; pas de douleurs locales.

Le 30, au matin, nouveau frisson ; la rate se tuméfie et devient douloureuse.

Le 2 décembre, à six heures du soir, et le 3, à cinq heures du matin, nouveau frisson.

La rate dépasse le bord des côtes ; aucune affection locale ; le murmure du cœur s'entend plus fort que jusqu'alors ; l'emploi de la quinine, continué pendant plusieurs jours, n'eut aucun résultat.

Le 7. Oppression et angoisse considérables; très-grande sensibilité des régions splénique et hépatique.

Les 8, 10, 11, 13, 14 et 16. Violents frissons qui ne se reproduisent plus ensuite, mais qui laissent de très-grandes variations dans la fréquence du pouls qui oscille entre 100 et 140; élévation de température considérable; douleurs vives dans la rate; les artères des extrémités sont libres; les articulations à l'état normal.

Le 20. On observe un léger ictère; l'urine contient des pigments biliaires. (Acide phosphorique).

L'ictère augmente; selles de couleur brune; volume du foie normal.

Le 28. Frissons; 136 pulsations; agitation; perte de connaissance; le soir, deux accès de convulsions.

Le 29. Secousses convulsives et violentes de tout le corps; perte de connaissance; 140 pulsations; pétéchies de la grosseur d'une lentille sur le visage et la poitrine; urine sanguinolente et trouble.

Mort, le soir.

Autopsie. Le cadavre présente une coloration ictérique intense et est couvert de nombreuses pétéchies. A la surface du cerveau et du cervelet on trouve des extravasations sanguines de 2 à 3 lignes d'épaisseur, et s'étendant profondément dans les anfractuosités; la substance cérébrale contient peu de sang et a sa consistance normale.

Muqueuse des voies aériennes ecchymosée; les deux poumons infiltrés de sérosité jaunâtre, mais sans infarctus.

On trouve sous le péricarde de nombreuses ecchymoses; les fibres charnues du cœur sont très-pâles, mollasses.

La valvule bicuspide est couverte de caillots friables; d'un rouge brun, secs, ayant par place 5 centimètres d'épaisseur; le bord de la valvule est raccourci et épaissi; les cordons tendineux sont unis en faisceaux blancs, cartilagineux.

Le dépôt friable de l'extrémité antérieure de la valvule s'étendait, comme une coupe transversale le démontra, dans le centre de son tissu, sans délimitation bien appréciable.

La substance intermédiaire de la valvule était raréfiée, en partie transparente et fortement vascularisée; en partie d'un gris opaque et parsemée de foyers jaunâtres.

Le volume de la rate est considérablement augmenté; sa capsule est, par places, recouverte d'exsudats de fraîche date.

Le parenchyme congestionné est traversé de nombreux infarctus d'époques différentes; les plus récents ont une couleur brun rouge, les plus anciens sont d'un jaune gris et ramollis à leur centre; le plus volumineux a 2 pouces et demi de diamètre.

Dans une artère de la rate conduisant au point malade se trouve un petit bouchon semblable aux dépôts de la valvule mitrale.

Le foie est volumineux, pâle et flasque; sa couleur est d'un jaune gris clair, sans distinction de lobules; les cellules sont bien conservées, remplies par une masse granulée et en partie aussi par des gouttelettes graisseuses.

La veine porte contient du sang liquide dans lequel on reconnaît même à l'œil nu de petits caillots d'un noir brun et d'un jaune rougeâtre; les modifications de la matière colorante de ces caillots prouvent qu'ils sont de dates anciennes; de pareils coagulum se rencontrent dans le parenchyme de la rate et dans le sang de la veine splénique.

La vésicule biliaire contient une assez grande quantité de bile visqueuse, de couleur foncée; les conduits biliaires sont libres.

La muqueuse de l'estomac est couverte de nombreuses ecchymoses de la grosseur d'une lentille.

Sous la muqueuse de l'intestin, jusqu'au côlon, se trouvent une grande quantité d'extravasations sanguines de 1 à 2 lignes d'épaisseur et ayant jusqu'à l'étendue d'un double thaler.

Le contenu de l'intestin est peu abondant et d'un rouge brun.

Les glandes mésentériques sont à l'état normal

Les *reins* sont couverts d'ecchymoses; leur parenchyme est flasque; la substance corticale infiltrée d'une matière gris jaunâtre.

La vessie contient de l'urine sanguinolente.

Nous verrons plus tard, à propos des symptômes, la valeur de l'urine sanguinolente. Comme il ne s'agit certainement pas d'inflammation, cette hématurie prouve encore l'infarctus du rein, bien entendu l'infarctus hémorrhagique.

II. — Ces infarctus ne sont pas tous *hémorrhagiques;* ils peuvent être simplement *fibrineux*. Nous tenons à en donner des exemples, car il est important de montrer que presque toutes les formes de ces lésions peuvent se rencontrer dans le cours du rhumatisme articulaire aigu.

L'excellent travail de M. Lefeuvre nous en fournit un exemple.

OBSERVATION IV.

(Lefeuvre, thèse de Paris, 1867.)

Rhumatisme articulaire aigu. — Endopéricardite. — Remarquable lésion valvulaire. — Anévrysme mixte externe du grand sinus de l'aorte. — Infarctus nombreux et remarquables dans la rate et dans le rein. — Gangrène des infarctus dans la rate.

Mlle X....., âgée de 20 ans, accouchée seulement depuis quelques mois, se présente à l'Hôtel-Dieu vers le 19 novembre 1866, et est admise dans les salles de M. Maisonneuve. Elle avait un rhumatisme mono-articulaire du genou, coïncidant avec une vaginite. Bientôt la fièvre devint très-violente; la douleur envahit toutes les jointures, et la malade ne pouvait plus faire un mouvement, même dans son lit. Cependant son état s'était beaucoup amélioré; les douleurs articulaires avaient presque disparu, et la malade pouvait se lever quand survint une complication grave du côté de l'abdomen. La malade prétend que ce fut à la suite d'une injection à grand courant, pratiquée pour guérir sa blennorrhée, qu'éclatèrent les douleurs vives du ventre, et on la fit passer dans le service de M. Barth avec le diagnostic : péritonite, le 7 janvier 1867.

Il y avait environ huit jours que la malade souffrait ainsi du ventre. Nous avions affaire à une péritonite subaiguë. Bien que le pouls fût très-fréquent et le faciès altéré, les vomissements, assez nombreux au début, s'étaient presque complétement arrêtés; le ventre, légèrement ballonné, n'était pas très-douloureux à la pression. Les genoux étaient peu malades.

Une amélioration assez marquée, mais qui dura peu de jours, rendit à la malade un peu d'espoir; elle reprit un peu appétit et put même essayer de se lever, mais elle retomba bientôt plus gravement malade que primitivement.

Vers le 20 janvier, en effet, la respiration devint tout à coup difficile et embarrassée; l'examen physique de la poitrine ne révéla aucuns signes morbides dans les organes de la respiration, mais on entendit un bruit de frottement fort et net dans le péricarde, couvrant en partie les deux bruits du cœur. Cette grave complication (péricardite) précipita l'issue funeste de la maladie : les vomissements reparurent, la diarrhée, qui tourmentait la malade depuis quelque temps déjà, ne s'arrêta plus; le ventre devint plus douloureux, surtout dans la région de la rate : une petite quantité de sérosité commençait à se déposer dans le péritoine.

L'état général était surtout alarmant : émaciation extrême, profonde tristesse et découragement; peau chaude, sèche, comme pulvérulente; pouls faible, variant de 90 pulsations à 120 pulsations et au delà; perte complète de tout appétit; malléoles légèrement infiltrées.

Mort le 30 janvier 1867. L'intelligence de la malade fut conservée jusqu'au dernier moment.

La veille de sa mort elle rendit par l'anus quelques glaires tachés de sang. Le bruit de frottement péricardite avait peu à peu diminué, par suite du liquide épanché dans le péricarde.

Autopsie. — 1° *Thorax.* — Péricarde distendu contenant environ 400 grammes d'un liquide citrin sans flocons albumineux. Ses deux feuillets sont revêtus d'une couche de fausses membranes présentant l'aspect râpeux caractéristique, connu sous le nom de *langue de chat.*

Cœur légèrement hypertrophié, tissu jaunâtre moins consistant qu'à l'état normal, ne contenant aucun abcès, aucun foyer. Le ventricule gauche est le siége d'altérations remarquables, surtout au niveau des valvules sigmoïdes de l'aorte.

La valvule droite est saine.

La postérieure présente, dans toute sa moitié gauche, sur sa face externe, de nombreuses végétations; elle est rugueuse et tuméfiée dans cette partie. Mais c'est la valvule gauche principalement qui est altérée; elle est trouée à son centre par une large perforation, et des bords de cette ouverture partent des végétations remarquables par leur longueur et leur épaisseur; elles n'ont, en effet, pas moins de 2 centimètres de longueur; elles flottent dans l'orifice artériel. Elles sont irrégulières, arrondies, en forme de crêtes de coq; l'une d'elles est creusée dans son intérieur et se laisse pénétrer par un stylet. Leur couleur est jaunâtre et leur consistance assez ferme.

Entre la valve postérieure et la valve gauche, dans l'angle de réunion de leur insertion, est une surface de 1 centimètre environ d'étendue, irrégulière, rugueuse et comme boursouflée. L'endocarde à ce niveau est manifestement ulcéré.

Les orifices des artères coronaires sont libres. Le sinus aortique correspondant à la valvule sigmoïde gauche, si profondément altérée, est notablement élargi ; l'endocarde y est rouge et tuméfié. Au fond de ce sinus se trouve un orifiee de 1 centimètre de diamètre environ, qui conduit dans une poche anévrysmatique occupant la partie gauche de l'aorte et située dans l'espace triangulaire qui sépare les deux oreillettes en arrière de l'aorte en avant. Cette poche a la grosseur d'un œuf de pigeon ; elle est d'un rouge violacé à sa surface ; ses parois sont assez minces, et sa surface intérieure, qui est d'un rouge vif, est parsemée de nombreux plis. Dans son intérieur est un caillot noirâtre mou, qui semble d'origine récente. Son orifice est arrondi, lisse et constitué par un bord mince et tranchant, formé par la rupture de la tunique élastique de l'aorte.

Sur le côté gauche de cet anévrysme, et répondant à l'oreillette gauche, se voit un petit abcès de la grosseur d'une noisette, à parois anfractueuses, rempli d'un pus jaunâtre bien lié. Cet abcès s'est développé dans la trame celluleuse qui sépare l'anévrysme de l'oreillette gauche ; mais, ce qui le rend surtout intéressant, c'est qu'il proémine, dans cette oreillette sous forme d'une grosse pustule jaunâtre, un peu au-dessus de la valvule mitrale, et qu'il menace de s'y ouvrir. Il n'est, en effet, séparé de la cavité de l'oreillette gauche que par une lame d'endocarde fort amincie.

Le reste du cœur paraît sain et ne contient pas de caillots anciens.

Les deux poumons n'ont aucune lésion ; le gauche est seulement refoulé par la dilatation excessive du péricarde ; il existe un peu de sérosité citrine dans les deux plèvres, surtout la gauche.

2° *Abdomen.* — Le péritoine contient environ 2 litres de sérosité citrine avec une seule petite concrétion albumineuse. Le grand épiploon est relevé de bas en haut sur l'estomac. Les intestins, ainsi que le péritoine, ne sont pas injectés ni enflammés. L'utérus, la trompe, les ovaires, ne présentent ni adhérences, ni inflammation ; pas de pelvipéritonite.

Le foie est mou, sans altération appréciable de sa couleur ou de sa texture. Mais les reins, et surtout la rate, sont le siége d'une altération des plus remarquables ; celle-ci adhère fortement au diaphragme et à l'estomac, emprisonnée par des fausses membranes résistantes ; le doigt, en voulant l'arracher, pénètre dans une cavité de son tissu, comme dans un abcès. Après l'avoir détachée avec soin et débarrassée de ses fausses membranes, on reconnaît, en effet, qu'elle est creusée de quatre grandes cavités du volume d'une noix, dont les unes sont ouvertes à la surface par suite de l'ablation des fausses membranes, dont les autres sont encore fermées par la tunique fibreuse de la rate. Leur paroi paraît tapissée par une fausse membrane d'un jaune brunâtre; elles renferment une petite quantité d'une bouillie puriforme et un bourbillon gangréneux, noir et revenu sur lui-même, qui n'adhère plus que par quelques brides vasculaires. Il est facile de rompre ces brides et d'extraire le bourbillon qui présente bien tous les caractères du sphacèle, excepté l'odeur gangréneuse qui manque complétement, probablement parce que la mortification s'est faite sans le contact de l'air.

On aurait pu conserver quelques doutes sur la nature et la formation de ces kystes gangréneux, si la même rate ne nous avait pas offert deux altérations évidemment identiques, mais non encore ramollies et sphacélées. Vers les bords antérieur et postérieur de cette rate, on peut observer, en effet, deux amas d'une substance jaunâtre présentant à la coupe l'aspect d'un fromage finement granuleux; ces amas sont bordés par une ligne sinueuse très-rouge, et la substance de la rate qui confine cette altération ou les kystes gangréneux est infiltrée et congestionnée. C'est bien la lésion que l'on a décrite sous le nom d'*infarctus fibrineux;* seulement nous avons vu que quatre de ces masses avaient subi une véritable gangrène.

L'artère splénique et ses divisions ont été examinées avec soin. Le tronc de l'artère est vide, mais des caillots fibrineux, anciens, adhérents, oblitèrent chacune des artérioles qui se rendent aux infarctus; ces caillots, dont la longueur varie de 1 centimètre à 1 centimètre et demi, se terminent en pointe un peu avant d'arriver au lobule de la rate, qui est malade.

Les deux reins ont leur volume normal, mais ils sont extraordinairement pâles et anémiés. L'un d'eux présente à sa surface trois infarctus jaunâtres de la grosseur d'un petit haricot. J'ai suivi avec soin et ouvert les petites artérioles qui se rendent à ces infarctus; ces artérioles, en pénétrant dans la substance corticale des reins, sont dilatées par un caillot oblitérateur très-ferme et très-visible, malgré son petit volume.

Les veines splénique et émulgentes n'offrent rien d'anormal.
L'orifice du vagin est rouge et baigné de muco-pus.
Le cerveau n'a pas été examiné.

Nous avons supprimé à dessein, du sommaire donné par l'auteur, l'indication *état puerpéral* qui ne nous paraissait pas suffisamment justifiée. Ce n'est pas en effet chez une femme accouchée depuis *quelques mois*, chez laquelle, par conséquent, il faut supposer le rétablissement de la menstruation, que la puerpéralité peut être invoquée au point de vue de la pathogénie des phénomènes morbides.

Nous regrettons aussi l'absence de l'examen microscopique ; mais la couleur des infarctus, la présence du caillot obturateur, ne laissent aucun doute sur la nature purement fibrineuse, ainsi que sur la date récente de formation des infarctus.

On peut rapprocher de ce fait l'observation suivante : car sa place ne nous paraît pas suffisamment justifiée dans le mémoire de Beckmann sur les infarctus hémorrhagiques du rein.

OBSERVATION V.

(Beckmann, *Arch. de Virchow*, 1860) (1).

Rhumatisme articulaire aigu. — Endocardite valvulaire et pariétale. — Infarctus du rein.

Il s'agit d'un enfant de 5 ans, atteint d'un rhumatisme articulaire aigu : Nous n'avons pu avoir d'autres renseignements sur la maladie.

Autopsie le 26 juin 1858. Le cœur est assez gros, mais sans épaississement bien notable de ses parois.

(1) *Archiv für anat. and Path.*, Bd. XX, p. 217. Uber Hämorragische Infarcte der Nicren.

Sur la mitrale, et particulièrement sur la vulve postérieure, se voient de petites végétations verruqueuses.

L'examen microscopique montre qu'elles sont formées par la prolifération du tissu de l'endocarde : on y remarque çà et là des cavités fusiformes assez considérables, remplies d'une masse trouble, très-finement granuleuse. Dans la portion de la paroi, voisine de l'origine de l'aorte, se voient de petites taches blanches dues au dépôt de cette matière entre les faisceaux musculaires. Dans l'oreillette droite existe un caillot ancien, ramolli à son centre ; on en voit d'autres entre les trabécules de la paroi externe.

Dans les poumons, d'ailleurs sains, se rencontrent plusieurs foyers hémorrhagiques.

Reins. Ils sont légèrement augmentés de volume.

La surface est pâle, jaune rougeâtre; la substance corticale est jaune à la coupe, avec les corpuscules de Malpighi plus pâles, les pyramides sont rosées.

Les deux substances sont criblées de petits foyers métastatiques. Ils se présentent sous l'aspect de taches blanches ou jaunâtres, grosses comme un grain de millet ou un peu plus, entourées d'un rebord très-net d'un rouge sombre.

Tandis que le tissu rénal paraît le siége d'une tuméfaction parenchymateuse, les infarctus qui s'en distinguent nettement, paraissent composés de petites cellules irrégulières, faciles à détacher, à contour incertain et remplies de masses graisseuses. Dans l'intérieur du foyer on retrouve la matière finement granuleuse décrite sur la mitrale ; les vaisseaux de la circonférence et plusieurs corpuscules de Malpighi en sont remplis. Près du bord on note encore la prolifération des éléments du tissu interstitiel. Sur plusieurs foyers contenus dans les pyramides et préparés à l'aide de la glycérine ou de l'acide acétique, on peut suivre jusque dans l'intérieur un vaisseau rempli de la masse trouble déjà signalée.

Il ne nous semble pas qu'il s'agisse là d'autre chose que d'infarctus fibrineux. Si les masses granulo-graisseuses qui en occupent le centre peuvent provenir du sang épanché et désorganisé, elles peuvent être également le résultat de la régression d'un exsudat fibrineux.

De plus, l'état anémique et jaunâtre des reins ne laisse pas de place à l'idée d'une congestion violente et à la possibilité d'un épanchement hémorrhagique.

III. — Qu'un infarctus ait été primitivement hémorrhagique ou simplement fibrineux, il peut subir les métamorphoses régressives habituelles; et cela très-rapidement. « Les granulations protéiques et graisseuses deviennent de plus en plus abondantes; les éléments du tissu se dissocient, il se forme des corps granuleux, des cristaux de cholestérine, et il se produit un ramollissement jaunâtre qui peut aller jusqu'à la liquéfaction (1). »

Il se forme alors cette matière pyoïde prise autrefois pour du pus, et qui n'est que le résultat de la transformation de la fibrine. Nous trouvons également dans le cas de rhumatisme articulaire aigu des exemples de ces transformations rapides d'infarctus rénaux.

Nous citerons à cet égard, et dans son intégrité, la belle observation de M. Charcot, dans laquelle cet auteur pressentait, pour ainsi dire, la lésion décrite plus tard avec détail par Senhouse-Kirkes, Virchow, et sur laquelle il devait dans la suite publier, avec M. Vulpian, un mémoire important (2). Nous voulons parler de l'endocardite ulcéreuse.

OBSERVATION VI.

(Charcot, Société de biologie, 1851.)

Rhumatisme articulaire aigu. — Attaques antérieures. — Endocardite ulcéreuse. — Embolies viscérales multiples. — Infarctus des reins, de la rate, etc., avec apparence pyoïde.

Un homme vigoureux, âgé de 29 ans, journalier, entre, le 24 mai, à l'hôpital la Charité, pour y être traité d'un rhumatisme articulaire

(1) Vulpian, Cours d'anat. path., 1867.

(2) Charcot et Vulpian, Note sur l'endocardite aiguë à forme typhoïde (Société de biologie, 1862).

subaigu, datant d'une huitaine de jours et occupant la plupart des articulations, particulièrement l'épaule gauche. Le malade a déjà été traité pour la même affection à plusieurs reprises; mais il a joui, dans les intervalles des attaques, d'une bonne santé et n'a pas été sujet à des palpitations ou à quelque autre phénomène indiquant la persistance d'une lésion cardiaque. Pendant les dix ou douze premiers jours de son séjour à l'hôpital, rien de remarquable, si ce n'est que le malade est profondément anémique et présente peu de réaction fébrile. L'auscultation du cœur démontre l'existence d'une lésion valvulaire. Le traitement employé pendant cette période de la maladie a consisté en l'administration chaque jour de 2 pilules contenant chacune 5 centigrammes d'extrait thébaïque. L'épaule gauche paraissant surtout douloureuse, on y applique un large vésicatoire.

Aucun amendement n'avait encore été obtenu sous l'influence de ce traitement, lorsque tout à coup surviennent du subdélirium prononcé, surtout la nuit, un mouvement fébrile plus intense que de coutume et un peu de diarrhée.

L'examen des divers organes fait reconnaître, au niveau du lobe inférieur du poumon gauche, l'existence d'un souffle bronchique très-manifeste, mélangé de quelques râles sous-crépitants fins. Cependant la matité dans ces mêmes points n'est pas très-prononcée. Peu de toux, pas d'expectoration, pas de point de côté; à peine quelques râles sous-crépitants dans les autres parties de l'organe pulmonaire.

Ces phénomènes locaux, coïncidant avec une exacerbation de la fièvre, font songer à une pneumonie et une saignée générale de 8 onces est prescrite. Cette saignée n'est suivie d'aucune modification dans l'état du malade; notons, en passant, que le sang en est un peu plastique et que le caillot est recouvert d'une pellicule couenneuse très-mince. Le lendemain de la saignée, un large vésicatoire est appliqué sur le côté malade, et, en même temps, on prescrit une potion contenant 10 centigrammes de tartre stibié.

Nul amendement n'est remarqué les jours suivants, pendant lesquels, au contraire, l'adynamie et le subdélirium semblent augmenter graduellement; cependant on continue l'emploi du tartre stibié à la même dose.

Le 6 juin, à la visite du matin, on remarque que le malade ne peut plus mouvoir la jambe gauche ni le bras du même côté; en même emps, la commissure des lèvres semble un peu déviée en haut et à droite. Quand on pince le malade de ce côté, il n'éprouve rien, tandis que si on le pince avec une force égale du côté opposé, il donne des signes de douleur. Chaque jour, depuis lors jusqu'à l'époque de sa mort, les mêmes phénomènes ont pu être constatés, et jamais on n'a remarqué ni convulsions cloniques ni contracture dans les membres paralysés. Toutefois, à plusieurs reprises, le malade a accusé une douleur assez intense et spontanée tout le long du membre inférieur gauche, paralysé du sentiment et du mouvement.

Pendant cette période de la maladie, l'adynamie va croissant, le coma se prononce de plus en plus; en même temps, la diarrhée augmente à tel point, qu'on est forcé de cesser le calomel qu'on avait administré à la dose de 1 gramme lorsqu'on avait remarqué l'existence de l'hémiplégie.

Le 12 juin, on remarque que les selles, devenues très-fréquentes et involontaires, tachent les draps de lit en vert roux; il semble que ces selles soient presque exclusivement composées de muco-pus et de glaires striées de sang.

Le 14 juin, le malade est pris d'un délire bruyant; il se plaint beaucoup de douleurs spontanées dans les membres paralysés. En même temps, la face est devenue profondément terreuse; la langue s'est séchée, et des râles laryngo-trachéaux se font entendre à distance. Le malade, de temps à autre, expectore des crachats d'aspect presque purulent.

Je noterai qu'on n'a jamais remarqué qu'il y eût des frissons, bien qu'on y ait pris garde.

La mort a eu lieu le 15 juin.

A l'*autopsie*, faite vingt-quatre heures après la mort, on trouve :

1° *Absence* complète de roideur cadavérique.

2° *Cerveau*. A la face inférieure du lobe cérébral droit, dans le tissu cellulaire sous-arachnoïdien qui recouvre la scissure de Sylvius, on trouve une sorte de fausse membrane verdâtre qui enveloppe de toutes parts les ramifications des artères cérébrales correspondantes. Après avoir enlevé cette production, on trouve le tissu cérébral qui avoisine les couches optiques et le corps strié, ramolli et d'une teinte manifestement verdâtre. Le ramollissement a atteint la paroi externe du ventricule cérébral lui-même; mais, chose remarquable, la couche optique et le corps strié sont restés sains au milieu de l'altération des parties voisines, ce qu'on peut aisément constater par une série de coupes faites à diverses hauteurs.

Les méninges, en général, étaient épaissies, rouges, injectées; on y voyait, par place, des macules blanchâtres; mais, en les enlevant, on n'entraînerait pas avec elles la substance cérébrale.

3° *Thorax.* Le cœur est un peu hypertrophié. On trouve les valvules mitrales et tricuspides épaissés, cartilagineuses, insuffisantes. Les valvules mitrales, en particulier, sont ulcérées à leur bord libre, qui porte des végétations. Dans la paroi musculaire antérieure du ventricule droit, au voisinage du sillon auriculo-ventriculaire, on trouve un point *induré jaune verdâtre*, sans ramollissement au centre, analogue en tout aux productions que nous rencontrerons dans d'autres viscères.

Il semble qu'il y ait là infiltration plastique dans la trame même du muscle. Rien à noter dans la péricarde.

Les poumons, palpés et percutés, paraissent tout à fait sains; seulement ils sont emphysémateux dans toute leur étendue (emphysème vésiculaire ultime). Par les surfaces des sections pratiquées dans le parenchyme, il s'écoule des branches de tout calibre, une grande quantité de muco-pus très-épais, très-cohérent, d'aspect vraiment purulent. Une substance analogue et très-abondante s'est écoulée par la trachée-artère lorsqu'on l'a coupée pour enlever les poumons.

Seule, l'extrémité inférieure du poumon gauche présente un certain degré de splénisation non inflammatoire.

Cette portion du poumon avait été amincie et manifestement comprimée par la rate, ce dont on avait pu s'assurer lorsque tous les organes étaient encore en position.

De là, évidemment, provenait le souffle bronchique qui a été observé à une certaine époque de la maladie.

4° *Abdomen.* Le foie a son volume et sa coloration normales; on le divise dans tous les sens et on n'y rencontre rien de particulier.

La rate a un volume considérable et elle est très-épaisse; mais, chose à noter, elle dépasse à peine le rebord des fausses côtes gauches. Elle s'est développée du côté du diaphragme qu'elle a refoulé en haut, en même temps qu'elle a comprimé médiatement le poumon, comme nous l'avons déjà dit. En même temps elle s'est recourbée sur elle-même, sur sa face interne. Il est à noter encore que son grand axe est dirigé presque verticalement de haut en bas. Ses diamètres sont : celui du grand axe, 23 centimètres; du petit axe, 9; de l'épaisseur, 5.

Cet organe est très-pesant, rénitent, et quand on l'incise on voit qu'il a acquis une consistance particulière. Le tissu en est friable et rappelle tout à fait la sensation qu'on éprouve quand on comprime, en l'écrasant, un morceau de poumon hépatisé au deuxième, et surtout au troisième degré.

La surface de section est généralement d'une couleur lie de vin, marbrée de grandes taches dont les unes sont d'un blanc jaunâtre, les autres d'un jaune verdâtre, d'autres enfin presque vertes. En général, ces taches ont des contours bien nets, bien arrêtés et tranchent vivement sur la coloration plus foncée du reste de la surface de section. La consistance des parties de couleur lie de vin et celle des parties jaunes est à peu près la même; cependant ces dernières sont un peu plus molles et comme ramollies au centre, mais nulle part il n'y a de vrais foyers. Les parties violettes, lesquelles, soit dit en passant, deviennent d'un rouge vif au contact de l'air, ces parties, dis-je, l'emportent un peu en étendue sur celles qui ont l'aspect purulent.

Je termiernai en disant qu'en raclant la surface de section, on enlève une substance épaisse crémeuse, analogue au produit plastique et purulent de l'inflammation du poumon au troisième degré.

5° *Reins*. Les deux reins ont à la coupe leur aspect normal, quant à la texture et à la coloration; seulement ils contiennent çà et là, surtout au voisinage de la capsule, des taches jaunes analogues par leur aspect, et, comme nous le verrons, par leur composition microscopique, à celles que nous avons rencontrées dans la rate; mais elles sont plus dures, à peine friables et entourées d'une auréole violacée.

Examinée attentivement, au niveau des taches jaunes, la substance du rein paraît conservée, en ce sens, qu'on y observe à la coupe une foule de stries indiquant les pyramides de Ferrein.

6° Les intestins examinés à l'extérieur sont parsemés de taches d'un bleu noirâtre, visibles à travers le péritoine, analogues par leur aspect à des ecchymoses.

De ces taches, les unes sont grandes comme des pièces de 5 fr., les autres toutes petites comme des têtes d'épingle.

Ces taches sont répandues également sur l'intestin grêle et le gros intestin; on en voit une très-grande au niveau du grand cul-de-sac de l'estomac.

L'estomac présente à sa face interne une sorte d'ecchymose d'un noir foncé qui semble située sous la muqueuse; mais la muqueuse elle-même est ramollie à son niveau.

Injection vive et pointillée dans le duodénum.

Dans les régions où les valvules conniventes sont très-apparentes, on trouve un développement de quelques follicules isolés, dont le contenu est blanc; et çà et là on voit à travers la muqueuse quelques taches violacées. Nulle autre altération de cette membrane.

Sur le côlon on trouve quelques altérations analogues.

7° La plupart des grandes articulations ont été ouvertes; on n'y a absolument rien rencontré. Les narines et la bouche n'ont rien produit non plus à noter.

Plusieurs veines prises au hasard (veines des membres supérieurs et inférieurs, veine cave) ont été ouvertes dans la plus grande partie de leur étendue; elles ne présentaient pas d'altération.

8° Les dépôts plastiques que nous avons notés dans plusieurs viscères rappellent par leur aspect ceux qu'on rencontre dans certaines maladies générales, et, en particulier, dans la morve, la syphilis.

L'auréole violacée qui les environne dans le rein est anologue à celle qu'on rencontre dans les véritables abcès multiples de la résorption purulente. Mais est-ce bien à du pus infiltré dans la trame des tissus qu'on avait affaire dans le cas qui fait le sujet de cet article? C'est ce que l'examen microscopique pouvait seul décider.

Or, au microscope, les dépôts plastiques du rein et de la rate ont paru composés d'une matière amorphe contenant une foule de granulations élémentaires, et de globules arrondis composés de beaucoup de granulations, mais n'ayant pas de contours bien nets, analogues en tout à ceux qu'on a désignés dans ces derniers temps sous le nom de globules pyoïdes.

Il n'y avait pas de véritables globules purulents.

« Dans le cas qui nous occupe, ce n'est pas du pus véritable qui constituait la matière des dépôts observés dans les viscères, mais bien un produit tout particulier que nous désignerons, faute de mieux, sous le nom de *substance plastique concrète*, contenant des globules pyoïdes. »

Nul doute que dans ce fait remarquable il ne s'agisse

d'infarctus du rein, parvenu à une période de régression assez avancée. Nous avons dû, néanmoins, ranger ce cas parmi les lésions récentes, car il faut se rappeler que ces évolutions destructives des tissus sont extrêmement irrégulières dans leur marche et dans leur durée surtout.

L'observation suivante de soi-disant néphrite rhumatismale trouvait naturellement sa place à côté de celle de M. Charcot, qui, pour ainsi dire, l'explique et la commente. Il y a beaucoup à puiser dans l'ouvrage de M. Rayer, tant pour l'histoire des embolies que pour celle de l'endocardite ulcéreuse; et cela suffirait à justifier ici l'intervention de ce fait, d'ailleurs indispensable à la discussion.

Observation VII.

(Rayer, *Traité des maladies des reins*, t. II.)

Rhumatisme articulaire aigu. — Endopéricardite. — Phénomènes emboliques. — Infarctus des reins d'apparence pyoïde.

(Néphrite latente (mamelons et dépressions, points purulents) dans un cas de rhumatisme articulaire général, suivi de péricardite, d'hydropisie générale et de péritonite. — Sommaire de M. Rayer.)

Labaire (Louis-Pierre), maçon, âgé de 35 ans, eut une première attaque de rhumatisme articulaire en 1827; depuis il en a eu trois autres. Vers le 15 mars, s'étant chargé de démolir un four de boulanger encore chaud, il eut les pieds presque brûlés; pour les refroidir, il les mit dans l'eau et il ressentit tout à coup un refroidissement général. Depuis il eut, de temps à autre, des douleurs assez vives dans le côté droit de la poitrine, surtout à la base; à plusieurs reprises, il éprouva des espèces de battements dans la poitrine, précédés ou accompagnés d'élancement derrière l'estomac et à la région du cœur; alors il était obligé de s'asseoir, ou au moins de s'arrêter dans le travail ou la marche; la respiration lui manquait. Il resta près de vingt jours dans cet état, toussant un peu, ne crachant pas, conservant un peu d'appétit et capable encore de surveiller quelques travaux; mais, le 5 avril, plusieurs articulations (les genoux, les coudes, etc.), devinrent douloureuses, tuméfiées, et le malade, n'éprouvant pas de soulagement, entra à l'hôpital de la Charité le 15 avril.

Le 16 avril, douleur et gonflement aux articulations du membre supérieur droit; douleur à la base de la poitrine dans le côté droit; respiration naturelle. Le foie ne dépasse pas les fausses côtes; quelquefois il y a de la toux et de la douleur vers l'épigastre. Le teint est pâle et un peu jaune. Le pouls est assez rapide et très-irrégulier. De temps en temps, palpitations avec imminence de suffocation. Le premier bruit du cœur est prolongé, et il a le caractère du bruit de souffle; matité sur le sternum à partir de la deuxième côte et matité dans la région précordiale presque jusque vers le bord libre des côtes; point d'appétit. Le malade n'accuse pas de douleurs aux reins. — Saignée du bras de 12 onces; tisane de bourrache, bouillon.

Le 19. Le malade est un peu soulagé. — Saignée de 8 onces; bourrache; bouillon.

Le 28. La douleur, dans les membres, est bornée à l'articulation tibio-tarsienne du côté gauche; le pouls est toujours irrégulier. A plusieurs reprises dans la journée, le malade a des palpitations; mais, comme il reste immobile au lit, il éprouve peu de gêne dans la respiration; la douleur qu'il ressentait au côté droit de la poitrine a disparu.

Le 29. Le malade accuse des douleurs au cœur et entre les épaules, surtout s'il fait un mouvement. Palpitations, anxiété, pouls irrégulier. — 20 sangsues sur la région du cœur; bourrache; bouillon.

Le 30. Douleurs plus vives. Le premier bruit du cœur est plus prolongé; matité précordiale dans une grande étendue; la main, appliquée sur cette région, ne sent pas les battements du cœur.

3 mai. Depuis deux jours le coude et le poignet du côté gauche sont redevenus douloureux; la respiration est gênée, le malade ne peut se coucher sur le dos, ni sur les côtés. Il reste assis dans son lit. Le teint est d'un jaune pâle. Les gencives sont pâles; persistance des autres accidents. — Saignée de 12 onces; vésicatoire à la région du cœur.

Le 7. La gêne de la respiration est moins grande.

Le 10, à la base du cœur, on entend un peu ses battements. Pas de bruit morbide à la pointe du cœur. Les jambes s'œdématient, un peu de douleur au ventre, pas de diarrhée; en faisant asseoir le malade et en percutant l'abdomen, on reconnaît qu'il y a un peu de liquide dans la cavité du péritoine.

Le 15. Dans la nuit, le malade est pris de toux, de douleurs dans le côté droit de la poitrine; teint très-jaune, affaissement; pouls toujours irrégulier, roide.

Le 18. L'hydropisie est presque générale; le malade, pour peu qu'il se penche en avant ou en arrière, ne peut plus respirer.

Le 20. Imminence de suffocation; 130 pulsations; œdème de tout le corps, excepté le bras droit et la tête; assoupissement.

Le 22. Pendant la nuit, un grand nombre d'évacuations alvines; 110 pulsations par minute.

Le 23, pouls irrégulier, veines jugulaires gonflées, beaucoup d'agitation, respiration gênée, affaissement, mort dans la nuit du 25 mai.

Autopsie du cadavre vingt-quatre heures après la mort.

État extérieur. — Infiltration des extrémités inférieures, des parois du ventre et de la poitrine, et s'étendant un peu au membre supérieur gauche.

Tête. — Rien de particulier à noter.

Poitrine. — Quelques adhérences assez légères et sous forme de brides, entre le poumon droit et les parois de la poitrine; adhérences plus nombreuses du côté gauche. Les deux poumons, par leur face interne, sont unis dans toute leur longueur par le médiastin.

La moitié inférieure du lobe inférieur du poumon est engouée; le poumon gauche est sain.

Le péricarde ne contient pas de liquide; il est entièrement rempli par le cœur, auquel il est uni dans toute son étendue par des adhérences celluleuses faciles à déchirer avec le doigt; on parvient ainsi à détacher le cœur entièrement de sa membrane.

Le cœur, considérablement distendu par du sang liquide et du sang récemment coagulé, a près de deux fois le volume du poing du sujet. Les oreillettes sont distendues et paraissent avoir une capacité double de l'état ordinaire; il en est de même des ventricules. Les parois de ces cavités n'ont ni augmenté, ni diminué d'épaisseur; les valvules sont à l'état naturel, excepté celle de l'orifice auriculo-ventriculaire gauche, qui, considérablement altérée à son bord libre, de manière à représenter un bourrelet, a près d'une ligne et demie d'épaisseur; l'orifice auriculo-ventriculaire permet seulement le passage du doigt indicateur. Toute la surface interne du cœur est rougeâtre, ainsi que les trois quarts supérieurs de l'aorte; cette coloration n'existe pas dans les autres artères, qui ne contiennent pas de sang; les valvules aortiques sont libres et saines.

Abdomen. Le péritoine contient 5 litres de sérosité roussâtre; dans le petit bassin et les flancs, il y a du pus et des fausses membranes adhérentes aux surfaces séreuses; il n'y a pas de rougeur ni d'injection dans l'estomac et les intestins grêles; la moitié inférieure du gros intestin est d'un rouge presque uniforme, peu intense, jusqu'à sa terminaison.

La rate a le volume et la consistance ordinaires.

Le foie, d'un volume plus petit que dans l'état sain, présente quelques dépressions, dont le fond est occupé par des lignes blanchâtres plus ou moins épaisses, de la consistance du tissu cellulaire hypertrophié; le tissu du foie paraît plus vasculaire qu'à l'état sain.

Les tuniques des reins se détachent avec assez de facilité; la surface de ces organes, inégale, comme granuleuse, offre de petites saillies et des enfoncements, des points injectés et d'autres décolorés; elle est, en outre, parsemée de points purulents, blancs, solides comme de la lymphe coagulable. A la coupe, la substance corticale offre un mélange d'hyperémie et d'anémie.

Les uretères, la vessie et le canal de l'urèthre à l'état sain.

Que penser de ces points *purulents, blancs*, solides comme de la *lymphe coagulable*, sinon qu'il s'agit d'infarctus suffisamment justifiés par l'altération de la valvule mitrale. On remarquera en outre la parfaite analogie de la description avec celle qui est donnée, dans les mêmes circonstances, par M. Charcot.

IV. Mais si les liquides d'apparence pyoïde sont fréquents dans les infarctus, il n'en faudrait pas conclure que le pus véritable ne s'y puisse rencontrer.

Là, comme ailleurs, si l'irritation inflammatoire est considérable, en un mot, suffisante, il pourra se former du pus. Et dans quels cas cela se produira-t-il? Dans ceux où la masse embolique, formée de débris valvulaires, jouira de propriétés fortement irritantes ou septiques, ainsi qu'on le voit dans certains cas d'endocardite ulcéreuse.

C'est à ce titre que nous rapportons l'observation suivante : c'est le premier fait d'endocardite ulcéreuse qu'on rencontre dans les auteurs, Bien qu'il s'agisse de pathologie comparée, et par cela même, nous pensons qu'on ne la lira pas sans intérêt.

OBSERVATION VIII.

(Arthritis suivi de cardite et de néphrite sur un mulet, par M. Olivier vétérinaire à Saint-Maximin (1).

Rhumatisme articulaire aigu. — Endocardite ulcéreuse. — Infarctus purulents du rein.

Un mulet, âgé de 3 ans, d'une belle taille et en très-bon état, appartenant à un charretier, me fut confié, le 9 mai 1824, ne pouvant plus continuer sa route.

L'appui de la jambe gauche antérieure était très-difficile et très-douloureux. L'examen du membre me fit apercevoir un gonflement des tendons fléchisseurs dans la partie postérieure du paturon. Je le fis conduire dans mon infirmerie, où on lui prépara un bon lit de paille; je le laissai reposer une demi-heure.

L'ayant examiné de nouveau, je trouvai le membre gauche de derrière à peu près dans le même état que l'autre. Le pouls est un peu plein, les muqueuses colorées, la bouche sèche, grande soif; *douleurs dans les articulations*, exprimée par le trépignement et l'envie de rester couché; appétit très-diminué. Le propriétaire me prévint que ce mulet avait été surmené. Ces renseignements, joints à l'état des articulations inférieures des membres, me firent conjecturer que l'animal était atteint de fourbure.

Je fis aussitôt sur les couronnes des deux pieds gauches des scarifications, et fis prendre ensuite deux pédiluves.

L'absence de la sensibilité et de la chaleur des sabots indiquait assez que ces parties n'étaient pas le siége du mal. Je regardai cette boiterie comme une affection arthritique fort intense, qui pouvait être suivie d'une inflammation de poitrine, vu l'agitation des flancs et les souffrances très-aiguës ressenties par l'animal quand il était couché.

(1) *Journal de médecine vétér.*, 1826.

L'engorgement du boulet survint, quelques heures après, au membre droit antérieur, ainsi qu'au droit postérieur.

Saignée de 6 livres à la jugulaire, deux heures après son arrivée à l'infirmerie; boissons émollientes.

La chaleur très-forte et le gonflement de l'articulation, notablement augmentée, du membre gauche, me firent employer les bains émollients; cataplasme de même nature sur cette articulation.

Deuxième jour. L'animal souffre toujours beaucoup; l'engorgement des articulations est toujours considérable. Scarifications et bain froid d'une heure. Le soir, tisane de bourrache nitrée. Les urines ont toujours coulé abondamment : elles étaient hautes en couleur. L'animal est inquiet, il se couche souvent, agite sa queue ; la respiration est laborieuse. Fomentations émollientes sur les reins, lavements d'eau de mauve nitrée.

Troisième jour. J'explorai avec la main les mouvements du cœur ; je les trouvai très-forts et très-accélérés; je comptai 120 pulsations par minute.

Quatrième jour. La respiration est plus laborieuse, les yeux larmoyants et continuellement fermés. Mort.

Autopsie faite neuf heures après la mort.

Tête. Congestion très-prononcée des centres nerveux.

Poitrine. Poumons sains, cœur d'un volume plus qu'ordinaire : il pesait 11 livres. La surface des ventricules et du tendon coronaire était tapissée de taches gangréneuses. L'intérieur des ventricules en offrait de semblables ; les parois du ventricule avaient 3 pouces d'épaisseur dans le milieu de leur étendue; coupé par tranches dans plusieurs points, il était d'un rouge intense; le péricarde était aussi enflammé.

Abdomen. Extérieur très-affaissé ; la muqueuse de l'estomac est un peu enflammée ; *les reins, d'un volume énorme, sont gangrenés ;* la substance de ces viscères se déchire au moindre tiraillement; ils renferment, près des bassinets, plusieurs foyers purulents.

Articulations. Je trouvai dans les quatre articulations des boulets une matière purulo-séreuse, de couleur roussâtre, assez épaisse et en assez grande quantité ; les capsules synoviales de ces quatre articulations étaient, à leur surface interne, enflammées ; les cartilages d'incrustations l'étaient aussi, mais beaucoup moins. Les articulations carpiennes offraient les mêmes altérations que les autres, soit dans la synovie, soit aux capsules synoviales.

La lecture attentive de ce fait permet d'y reconnaître les signes d'une endocardite, dite maligne, gangréneuse; nul doute que des caillots, que des débris de cet endocarde gangrené, bien qu'en petite quantité, n'aient été entraînés dans le torrent circulatoire pour y causer, dans les articulations, une irritation suppurative, dans les reins un phénomène analogue; de sorte que nous avons là un exemple remarquable d'infarctus purulent dans le cours du rhumatisme articulaire aigu. M. Rayer eût vu là une forme de néphrite, bien qu'il n'ose l'affirmer, car c'est dans son livre que nous avons trouvé l'indication bibliographique de ce fait intéressant.

§ II. — *Des lésions anciennes.*

I. « Lorsque la maladie est ancienne, dit M. Rayer, les lésions de la néphrite rhumatismale ont d'autres apparences : les éminences sont remplacées par des dépressions plus ou moins profondes, en général d'une assez grande dimension, et dont le fond est jaune. La coupe n'a plus la même apparence : à l'état aigu, la matière du dépôt ressemblait à la lymphe plastique des pseudo-membranes : à l'état chronique, c'est une matière ferme, solide, et qui, à l'exception de sa couleur jaune, ressemble assez bien à du tissu cellulaire condensé. Là où sont les dépressions, les membranes fibreuses et cellulaires des reins adhèrent à ce point qu'elles ne peuvent en être détachées (1). »

Nous avons laissé la parole à M. Rayer, parce que, en observateur exact, il décrit admirablement l'infarctus ancien du rein, comme il avait très-bien décrit, d'ailleurs,

(1) *Loc. cit.*

l'infarctus récent (1). Il n'y a véritablement rien à retrancher, rien à ajouter, si ce n'est l'interprétation des faits. On sait, en effet, que ces plaques jaunes avec accolement et induration des enveloppes fibreuses sont un des états ultimes de l'infarctus du rein; et MM. Prevost et Cotard ont obtenu et admirablement représenté de ces lésions types, chez le chien, dans leurs intéressantes recherches (2).

L'observation suivante nous présente un de ces cas d'infarctus anciens chez une femme ayant été atteinte de rhumatisme articulaire aigu.

OBSERVATION IX.

(Bouchard, Comptes-rendus de la Société de biologie, 1864, p. 111.)

Rhumatisme articulaire aigu antérieur. — Infarctus anciens de la rate et des reins.

Adèle Anselin a eu, à 20 ans, un rhumatisme articulaire aigu, à la suite des palpitations.

Vers le milieu de sa vingt-septième année, elle a été prise d'accidents pour lesquels elle a été traitée successivement à la Pitié, à l'Hôtel-Dieu et enfin à la Salpêtrière.

Paralysie de tout le côté droit et impossibilité de prononcer aucune parole. Séjour de quatre mois à la Pitié.

Quelque temps après, elle entre à l'Hôtel-Dieu, dans le service de Trousseau, pour une pneumonie aiguë. *On constata alors l'existence d'une endopéricardite, avec insuffisance de la valvule mitrale.* Séjour d'un an à l'Hôtel-Dieu.

Entrée à la Salpêtrière le 8 décembre 1863.

Santé générale assez satisfaisante; hémiplégie persistante.

Bruit de souffle au premier temps à la pointe du cœur.

Détails très-complets sur l'état de son intelligence et de la parole que nous omettons pour abréger.

20 janvier 1864. Accès de suffocation qu'on considère comme une attaque d'asthme cardiaque.

(1) *Loc. cit.*, t. II, p. 73.
(2) *Loc. cit.*

4 février. Même accès, et, le lendemain, hémoptisie, puis tout rentre dans l'ordre normal.

13 juillet. Agitation extrême avec oppression ; cyanose, envie de vomir, douleur précordiale ; murmure respiratoire remarquablement pur. Ces symptômes s'aggravent, la cyanose augmente, la face devient bouffie, l'oppression devient de l'orthopnée, et la malade succombe le 19 juillet 1864, avec les signes d'une gêne énorme de la circulation.

Autopsie. Végétations en guirlande des valvules sigmoïdes de l'aorte, quelques plaques athéromateuses non ulcérées du commencement de cette artère ; rétrécissement considérable avec insuffisance de l'orifice mitral ; cœur volumineux, dilaté, partout adhérent avec le feuillet pariétal du péricarde. La cavité de cette séreuse n'existe plus.

Les *reins* et la rate présentaient à leur surface des cicatrices déprimées. Dans la rate, en particulier, le tissu rétracté présentait des stries jaunes, denses, restes d'anciens infarctus.

Autopsie du cerveau.

Que s'est-il passé ? Dans ce cas comme dans la plupart des infarctus anciens, il y a eu destruction progressive de la fibrine et des éléments, formation de granulations graisseuses, liquéfaction, résorption de cette partie liquéfiée, tandis que les portions voisines s'indurent et se rétractent.

C'est ce qui se voit encore mieux dans l'observation suivante de M. Rayer.

OBSERVATION X.

(Rayer, *loc. cit.*, p. 85.)

Infarctus anciens chez un sujet ayant présenté des attaques multiples de rhumatisme articulaire aigu.

(Traces de néphrite (dépressions à fond jaune) chez un homme sujet à de fréquents rhumatimes. — Mort à la suite d'une péricardite chronique (irrégularité du pouls, point de bruits morbides), d'une hydropisie et d'une pneumonie. — Sommaire de M. Rayer.)

Baptiste Talipieux, cuisinier, âgé de 48 ans, entre à l'hôpital de la Charité le 4 juin 1836. Tourmenté depuis longtemps de rhumatisme, et surtout de douleurs lombaires, cet homme avait une tournure précoce de vieillard ; à 30 ans, il marchait déjà voûté.

Il y a six mois, il eut une attaque rhumatismale très-vive et fut saigné largement. Avant cette époque il n'avait jamais eu de palpitations, et il n'était point essoufflé quand il montait les escaliers. Jamais il n'a eu de dartres; s'il a eu des douleurs de néphrite, elles ont dû être masquées par les lumbago; le malade n'a remarqué dans ses urines ni sang, ni graviers.

Marche courbée, anhélation, œdème des extrémités inférieures; cœur volumineux à la percussion; battements tumultueux et irréguliers, mais sans bruits anomaux; impulsion forte, pouls radial, large et plein; point de douleurs au cœur; bruit respiratoire à peu près naturel; crachats muqueux épais; un peu de liquide dans le péritoine; le foie n'est ni volumineux, ni trop petit; les urines ne sont point albumineuses.

Ainsi, en résumant les antécédents : anciennes douleurs à la région du cœur; palpitations, essoufflement très-marqué; œdème des extrémités inférieures, qui, au dire du malade, ne date que depuis un mois. — Saignée, ventouses scarifiées à la région du cœur.

Le malade resta un mois à l'hôpital, sans qu'aucun changement notable survînt en bien ou en mal; vers le 20 juillet il rendit un peu de sang dans les crachats; le lendemain l'expectoration était encore plus sanguinolente; la dyspnée était très-forte, le pouls était irrégulier, tumultueux; matité complète dans tout le poumon droit; souffle bronchique très-prononcé, bronchophonie; quelques bulles de râle crépitant.

Après trois jours, pendant lesquels deux fortes saignées furent faites, les symptômes généraux s'amendèrent; le malade revint au même état, en apparence, où il était avant cet accident. Toutefois, ce mieux n'était pas aussi réel qu'on aurait pu le croire; il y avait toujours matité, bronchophonie et souffle bronchique dans les points affectés du poumon, avec gargouillement, gros râles, et de véritables borborygmes bronchiques des plus manifestes.

Les crachats, qui avaient été tout à fait pneumoniques, perdirent ce caractère et reprirent ceux de la bronchite chronique. Pendant deux jours, à peu près, même état, puis la gêne de la respiration devient plus considérable, et le malade mourut le huitième jour.

Autopsie. Rien à noter dans le crâne.

Poitrine. Quatre à cinq cuillerées de sérosité dans la plèvre gauche. Le poumon droit, partout recouvert de pseudo-membranes anciennes, a subi tout entier l'hépatisation grise; à son sommet, il y a une petite caverne résultant du ramollissement de son tissu, qui, dans ce point, est en détritus complet, mais sans odeur de gangrène. Un autre point du sommet du poumon est ramolli, mais sans excavation; point de tubercules.

Le péricarde, adhérent au cœur dans beaucoup de points, est épaissi, recouvert de fausses membranes blanchâtres, molles, non résistantes (l'adhérence explique l'absence de tout bruit anomal); le cœur lui-même, généralement hypertrophié, est énorme; il a au moins le double de son volume ordinaire. Les valvules sont un peu blanchâtres, mais aucune n'est épaissie, ni ossifiée, ni insuffisante.

Les reins sont gros, pesant chacun un peu plus de 6 onces.

Le droit, en quelques points, a une couleur noirâtre; il est un peu mamelonné, les lobes sont très-marqués.

Sur sa surface antérieure, existent deux dépressions dont l'une est à peu près linéaire; l'autre a à peu près 2 pouces en tout sens; c'est une espèce de bassin, à fond blanc jaunâtre, dense, creusé dans la substance même du rein, de 2 lignes de profondeur, autour duquel la substance corticale est rougeâtre et comme fongueuse. La couche jaunâtre a environ une ligne d'épaisseur.

En résumé, il y a sur la surface antérieure du rein une large dépression tapissée par un tissu blanc jaunâtre, plus dur que la substance rénale ordinaire.

Point de lésion au bassinet; la membrane fibreuse des reins est plus adhérente que d'ordinaire, et, sur la dépression, ne peut être détachée sans entraîner de la matière jaune.

Le rein gauche n'offre pas de dépression; mais il présente les principaux caractères de la néphrite chronique : augmentation de volume et de poids, induration du tissu hypertrophié, aspect mamelonné des sillons noirâtres. Le bassinet n'est pas altéré. La vessie, le canal de l'urèthre et la prostate sont sains.

Peut-être y a-t-il lieu de se demander s'il s'agit bien là d'un infarctus. Et d'abord où est le point de départ, les valvules du cœur étant saines? Mais ne sait-on pas que les lésions de l'endocardite peuvent disparaître de même que celles de la péricardite. Non-seulement la tuméfaction trouble, mais des proliférations peuvent s'être montrées, qui disparaissent pour laisser se parfaire la guérison complète. Ces végétations ont pu être lancées, en partie, dans la circulation, et les phénomènes étant peu intenses, les choses rentrer dans l'ordre. Et comme le sujet a présenté des attaques de rhumatisme violentes, il est probable qu'il n'a pas été exempt d'endocardite.

Assurément, si cette observation était unique, elle serait peu probante au point de vue qui nous occupe. Mais la considération de la lésion en elle-même ne peut laisser aucun doute sur la réalité de l'infarctus, le processus ayant été reconnu et démontré dans d'autres cas analogues.

Enfin, pour terminer les lésions anciennes du rein chez les rhumatisants, ajoutons que la fibrine d'un infarctus peut demeurer longtemps déposée sans subir de modifications notables, comme on le voit dans le fait suivant.

OBSERVATION XI.

(Dr Ogle, Société pathologique de Londres) (1).

Le Dr Ogle présente un cas d'embolie des deux artères cérébrales moyennes, avec ramollissement du cerveau, en rapport avec des dépôts fibrineux à la surface de l'oreillette gauche, à la suite d'un rhumatisme aigu et d'une fièvre scarlatine. La malade était une jeune femme qui succomba peu après l'attaque d'hémiplégie. Elle avait eu, l'année d'avant, un rhumatisme articulaire aigu, suivi de symptômes se rattachant à une affection du cœur; et peu après, une fièvre scarlatine suivie d'anasarque. Après la mort, on trouva de légères ulcérations à la surface de l'oreillette gauche, avec des dépôts calcifiés autour.

Les reins renfermaient dans leur intérieur des masses fibrineuses.

(1) *Medical Times and Gazette*, t. II, p. 170; 1863.

Le rhumatisme articulaire aigu et l'endocardite concomitante remontaient, comme on le voit, à un an. Il est probable que les masses fibrineuses du rein étaient d'anciens infarctus, remontant à cette époque, et n'ayant cependant subi ni fonte graisseuse, ni dégénérescence crétacée.

II. En résumé, nous venons de voir que presque toutes les formes, presque toutes les périodes de l'infarctus du rein peuvent se rencontrer chez les rhumatisants, quoiqu'en petit nombre. Nous avons donné des exemples d'infarctus hémorrhagique (c'est le cas le plus commun), d'infractus fibrineux, de purulents même. Pour quiconque admet la doctrine de l'embolie, les lésions que nous venons de décrire n'ont rien à faire avec la néphrite qui s'en distingue par la généralisation des phénomènes.

Et d'ailleurs avec quelle autre altération pourrait-on les confondre? Pas avec le cancer et le tubercule qui se trouvent rarement isolés dans le rein et présentent d'ailleurs des caractères tout à fait particuliers et distincts, sur lesquels nons ne voulons pas insister. Serait-ce avec la néphrite? Ce fut l'erreur de M. Rayer : et encore avait-il bien reconnu des caractères spéciaux qu'il mettait sur le compte de l'influence rhumatismale, établissant ainsi un cercle vicieux.

En effet, il y a deux sortes de néphrites : l'instertitielle, la parenchymateuse. D'abord, dans l'une comme dans l'autre, la lésion a de la tendance à *se généraliser* à tout l'organe, et non pas se *circonscrire,* comme dans les faits de nos observations. Puis la néphrite instertitielle (inflammation du stroma du tissu conjonctif) se caractérise très-rapidement par l'apparition du pus en petits foyers multiples, outre qu'elle survient le plus souvent par voisinage. Il n'y a donc que le cas de notre mulet qui pourrait s'en rapprocher : il rentre, en effet, dans les *néphrites métastatiques par des matières ichoreuses dans le sang* Niemeyer).

S'il n'y a pas oblitération d'artérioles, nous n'admettons pas moins le transport de ces matières soit mélangées à de petits caillots, soit même sous forme de globules purulents et septiques agglutinés en masses visqueuses. Il s'agit donc toujours, non pas d'une néphrite locale, mais d'une métastase dans laquelle le soi-disant vice rhumatismal ne joue absolument aucun rôle.

Qnant à la néphrite parenchymateuse, aigüe ou chronique, elle se distingue suffisamment, comme nous l'avons dit, par la généralisation des lésions disséminées partout et non localisées dans la substance corticale.

SECONDE PARTIE

DES SIGNES ET DU DIAGNOSTIC.

La partie la plus importante de notre tâche est terminée ; ou du moins la partie la plus intéressante. C'est en effet une question d'anatomie pathologique que nous avions surtout à traiter : le choix du sujet l'indique. Ces questions, croyons-nous, sont capitales et nous ne devons pas les dédaigner sous prétexte qu'elles n'ont pas d'intérêt pratique. On pourrait d'abord répondre avec le professeur Gavarret, qu'une vérité une fois acquise et démontrée profite toujours à la science, partant à l'humanité ; dans le cas actuel aux malades. On pourrait répondre encore que la connaissance des lésions est indispensable à l'intelligence de la maladie ; et que disserter sur des symptômes dont on ne connaît pas le mode d'évolution et le point de départ, c'est se livrer à un empirisme regrettable.

D'ailleurs nous avons ici un intérêt pratique immédiat. Bien que l'infarctus des reins ne puisse pas toujours être diagnostiqué, nous verrons cependant qu'il a souvent des symptômes non douteux,

1. — Un premier fait à établir c'est l'existence, dans plusieurs cas, des phénomènes de pyohémie et de septicémie, dus à l'endocardite ulcéreuse. Il est certain que dans ces cas suraigus où le malade présente un état typhoïde des plus graves, avec ou sans frisson, les phé-

nomènes rénaux attirent peu l'attention; d'ailleurs la mort, très-rapide alors, donne à peine le temps aux symptômes particuliers de se produire, ou du moins on peut difficilement les analyser.

Mais toutes les endocardites, avec embolie, n'entraînent pas forcément la pyohémie, ni la septicémie. Des malades peuvent guérir avec des infarctus que l'on retrouve ultérieurement dans les autopsies. Les faits cités à propos des lésions anciennes en sont des exemples; on en trouve aussi plusieurs dans l'ouvrage de M. Rayer. Dans quelques-unes de nos observations on voit que les phénomènes généraux n'ont pas été aussi foudroyants.

Il y a lieu de se demander alors quels sont les signes particuliers de l'infarctus rénal; car dans les autres cas, on pourra le soupçonner comme un fait particulier de l'embolie généralisée.

II.— Les observations, dans l'état actuel de la science, sont encore trop peu nombreuses pour qu'on puisse tracer d'après elles la symptomatologie des infarctus du rein, et nous serons forcé d'avoir recours à la pathologie expérimentale. Cependant, et pour qu'on ne nous accuse pas de conclure témérairement des animaux à l'homme, nous avons pu trouver un cas pathologique extrêmement intéressant au point de vue de la symptomatologie des infarctus. Nous le donnons ici, bien qu'il ne s'agisse pas de rhumatisme, puisqu'en définitive nous sommes ramenés par l'exposé précédent, à l'infarctus rénal; nous en recherchons la symptomatologie.

OBSERVATION XII (1).

(M. Weber, Société pathologique de Londres.)

Infarctus des deux reins produits successivement. — Albumine et sang dans l'urine. — Diagnostic de la lésion pendant la vie.

Il s'agit d'une femme de 26 ans, admise à German-Hospital, le 4 octobre 1864, avec les signes d'une apoplexie pulmonaire et d'une affection ancienne de la valvule mitrale.

Le 5. Elle fut saisie tout à coup de violentes douleurs dans le côté droit, avec collapsus considérable, vomissements et diarrhée ; la douleur augmentait par la pression. Ces phénomènes s'atténuèrent au bout de deux jours.

Le 12. Nouvelle attaque semblable, mais plus violente, la douleur se montrant cette fois du côté gauche et pendant toute une semaine ; des injections sous-cutanées de morphine, renouvelées fréquemment, apportent à peine quelques soulagements. L'urine, qui n'avait présenté avant ces attaques qu'une quantité insignifiante d'albumine, en fut chargée abondamment pendant leur cours et quinze jours encore après leur disparition. Elle contenait quantité de cylindres de diverses sortes, surtout transparents. Cependant, depuis la fin d'octobre jusqu'au moment de la mort, toute trace d'albumine disparut de l'urine ; elle ne contint un peu de sang que deux ou trois jours, au début des attaques. L'œdème des extrémités, insignifiant avant ces dernières, s'accrut immédiatement après elles pour diminuer en même temps que l'albumine disparaissait de l'urine.

La mort survint le 11 novembre par suite de l'épanchement pleurétique et de l'apoplexie du poumon.

A l'autopsie, on reconnut un rétrécissement de l'orifice mitral qui se présentait sous forme d'une fente ovale, avec des bords rugueux et irréguliers ; dilatation considérable de l'oreillette gauche ; léger rétré cissement de la valvule tricuspide ; le poumon droit présentait les altérations de l'apoplexie pulmonaire à leurs différents degrés ; la plèvre du même côté est remplie d'un liquide séro-purulent.

La muqueuse de l'intestin grêle est tuméfiée de façon à obstruer

(1) *Medical Times and Gazette*, t. II, p. 665 ; 1864.

l'orifice des conduits biliaires. Le foie est couleur muscade, avec commencement d'atrophie ; son tissu est ferme et résistant. La rate présente une consistance analogue, ainsi que les capsules surrénales.

Le rein droit renferme dans son intérieur un dépôt jaunâtre, déprimé et débordé tout à l'entour par le tissu environnant. Le rein gauche contient plusieurs dépôts jaune pâle, analogues aux précédents, mais faisant au contraire une légère saillie au-dessus du tissu normal qui l'entoure. Ces dépôts occupent la plus grande partie de la section supérieure de l'organe ; l'artère correspondante est bouchée par un bouchon fibrineux ancien, tandis qu'on trouve libre celle qui correspond à la partie du rein restée saine.

Le caillot fibrineux, bien que légèrement adhérent, peut cependant être détaché sans lésions des parois du vaisseau.

Ce qui fait surtout l'intérêt de cette observation, ajoute M. Weber, c'est que les signes de l'embolie rénale furent reconnus par le Dr Baeumber, médecin résidant de l'Hôpital, et cela grâce à la présence passagère et en forte quantité de l'albumine dans l'urine, coïncidant avec le collapsus, les vomissements et surtout l'existence d'une douleur très-vive dans les hypochondres.

Nous verrons de plus qu'il y avait lieu de tenir compte de la petite quantité de sang signalée dans l'urine, durant deux ou trois jours.

Faisons seulement remarquer la coïncidence remarquable des lésions et des symptômes : coïncidence qui a pu être prise, pour ainsi dire, sur le fait par l'examen nécroscopique. Que voyons-nous en effet? Première attaque avec douleur dans le flanc droit, urine sanguinolente et fortement albumineuse : le rein droit nous montre un infarctus déjà déprimé et jaunâtre. Deuxième attaque avec douleur à gauche, etc. ; le rein gauche présente les traces d'un infarctus plus récent, puisqu'il en est encore à la période congestive. Il est difficile de trouver des faits plus clairs et plus précis. Nous allons voir jusqu'à quel point les phénomènes de cette observation concordent avec les résultats de l'expérience.

III. — Nous sommes contraint d'y avoir recours immédiatement, car les faits cités dans notre première partie ne nous fournissent pas des résultats concluants. D'abord ils sont trop peu nombreux, puis l'examen de l'urine a été négligé dans la plupart d'entre eux ; l'attention des observateurs n'étant pas attirée de ce côté. Il y a, par exemple, dans le mémoire de MM. Prevost et Cotard, neuf observations dans lesquelles on a noté l'infarctus des reins : l'urine est examinée dans cinq cas et trouvée non albumineuse. Hâtons-nous d'ajouter qu'il s'agit dans ces cinq cas d'infarctus anciens, fibreux, cicatrisés, qui, en général, ne se révèlent par aucun symptôme spécial.

Cependant, nous voyons dans notre observation 1, à propos de l'examen nécroscopique, les détails suivants : «On retire de la vessie une urine trouble, à sédiment abondant et contenant *beaucoup d'albumine*. On y trouve aussi de courts cylindres, formés en grande partie de corpuscules sanguins légèrement altérés.» L'urine contenait donc de l'albumine et du sang, provenant évidemment du rein, car aucune lésion de la vessie n'est indiquée.

Or, ce sont précisément là les caractères indiqués par les expérimentateurs. Cohn (1) distingue l'embolie non capillaire du rein et l'embolie capillaire.

«Les symptômes de l'embolie non capillaire des reins,

(1) Klinik der embolischen Gefässkrankheiten; Berlin, 1860.

dit-il, ne peuvent être précisés en aucune manière. L'albumine, l'hématurie et les cylindres dans l'urine, n'ont rien de caractéristique ni de constant.

Et plus loin: « La sécrétion normale des reins dans l'embolie capillaire est ordinairement altérée : cela se reconnaît au sang contenu dans les uretères, à l'albumine et aux cylindres dans l'urine » (1). Notons de suite que dans l'observation citée plus haut, nous trouvons cependant les symptômes indiqués coïncidant avec une embolie non capillaire.

Panum, qui a publié sur les embolies un travail remarquable, exprime un avis analogue. Seulement, il ne précise pas selon qu'il s'agit d'embolie capillaire ou non; la distinction au point de vue des phénomènes produits ne lui paraissant pas justifiée. Voici comment il s'exprime à ce sujet : « Le sang et l'albumine que contenait la vessie dans quelques-unes de nos expériences où s'est produite l'embolie des reins justifient aisément leur présence. Elle est due à l'hyperémie compensatrice et à l'augmentation de la pression dans les vaisseaux restés libres, parmi ceux qui conduisent le sang aux glomérules» (2).

Ainsi la présence dans l'urine de l'albumine et du sang est mentionnée par les expérimentateurs; on la note aussi dans quelques-unes de nos observations, surtout dans la dernière. Nul doute qu'elle ne soit en effet un symptôme fréquent de l'infarctus rénal dans le cas de rhumatisme articulaire aigu, comme dans tout autre. Ajoutons qu'elle est suffisamment expliquée par l'hypérémie de la première période, au moins en ce qui con-

(1) Cohn, *loc. cit.*, p. 640.

(2) Panum Experimentelle Beiträge zur Lehre von der Embolie (*Virchow's Archiv*, Bd. XXV, p. 517; 1862).

cerne l'épanchement de sang, consécutif à la distension trop considérable des vaisseaux (infarctus hémorrhagiques). Quant à l'albuminurie elle trouve sa raison d'être dans l'altération consécutive des éléments rénaux, c'est-à-dire, la tuméfaction trouble des cellules des tubuli et leur desquamation partielle. Nous avons là en définitive, mais localisées et circonscrites, les altérations de la néphrite parenchymateuse aiguë.

Quant à la *douleur*, M. Rayer y insiste beaucoup, au point de vue de la néphrite rhumatismale. Tout ce que nous pouvons dire, c'est qu'elle est très-précise et très-violente dans notre observation XII.

IV. — En résumé, autant qu'on peut l'établir d'après un aussi petit nombre de faits, on voit que l'infarctus rénal survenu durant le cours du rhumatisme articulaire aigu, pourra être diagnostiqué dans un certain nombre de cas. Ou bien, il s'agira des phénomènes typhoïdes de l'endocardite uhéreuse, et alors la lésion rénale, tout en pouvant se reconnaître, passera inaperçue au milieu des désordres considérables et généraux qui amènent une mort rapide. Ou bien il s'agira de phénomènes emboliques, moins graves, pouvant même respecter la vie du malade, et alors on pourra chez un rhumatisant, si l'on constate l'endocardite, reconnaître la formation d'un infarctus dans le rein, caractérisé par de la douleur dans les hypochondres, par la présence du sang et de l'albumine dans l'urine.

Que s'il s'agit d'un infarctus ancien, les symptômes seront nuls; la destruction de la partie, en supprimant la fonction, supprime ses anomalies.

Parlerons-nous du traitement de l'infarctus du rein chez les rhumatisants? C'est sur la cause évidemment qu'il faut agir et nous ne pouvons donner que cette indication.

Quant au pronostic, il est fâcheux, comme celui de l'embolie; fatal et presque inévitable quand s'y joignent les phénomènes de la septicémie ou de la pyohémie. En dehors d'elle la guérison peut avoir lieu, quoique rarement.

CONCLUSIONS.

Arrivés au terme de ce travail, nous croyons pouvoir en tirer les conclusions suivantes :

1° La néphrite rhumatismale, décrite par M. Rayer, n'existe pas ;

2° On peut voir survenir dans le cours d'un rhumatisme articulaire aigu, des lésions des reins qui ne sont autres que des infarctus.

3° Ces infarctus, rares d'ailleurs, sont sous la dépendance immédiate d'une endocardite concomitante.

4° Ils peuvent être diagnostiqués dans un certain nombre de cas.

5° Les symptômes quand ils existent, sont une albuminurie avec hématurie; quelquefois de la douleur dans la région des reins.

6° Cette lésion n'est pas fatalement mortelle, bien qu'elle soit sous la dépendance d'un processus redoutable qui aggrave considérablement le pronostic du rhumatisme articulaire aigu.

FIN

www.ingramcontent.com/pod-product-compliance
Ingram Content Group UK Ltd.
Pitfield, Milton Keynes, MK11 3LW, UK
UKHW020443180726
13839UKWH00004B/1603

9 782329 120829